LA VÉRITÉ

SUR

L'HOMÉOPATHIE

PAR

M. LE DOCTEUR CHARDON

membre correspondant des principales Sociétés de Médecine
de France et Bruxelles, auteur de divers ouvrages.

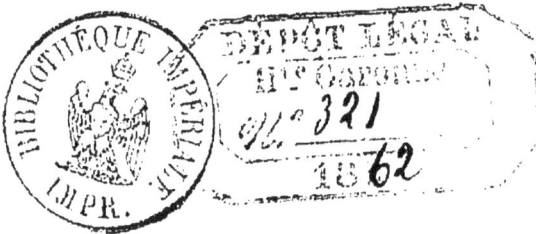

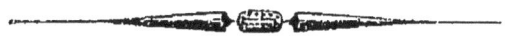

TOULOUSE

IMPRIMERIE PH. MONTAUBIN

PETITE RUE SAINT-ROME, 1

—

1862.

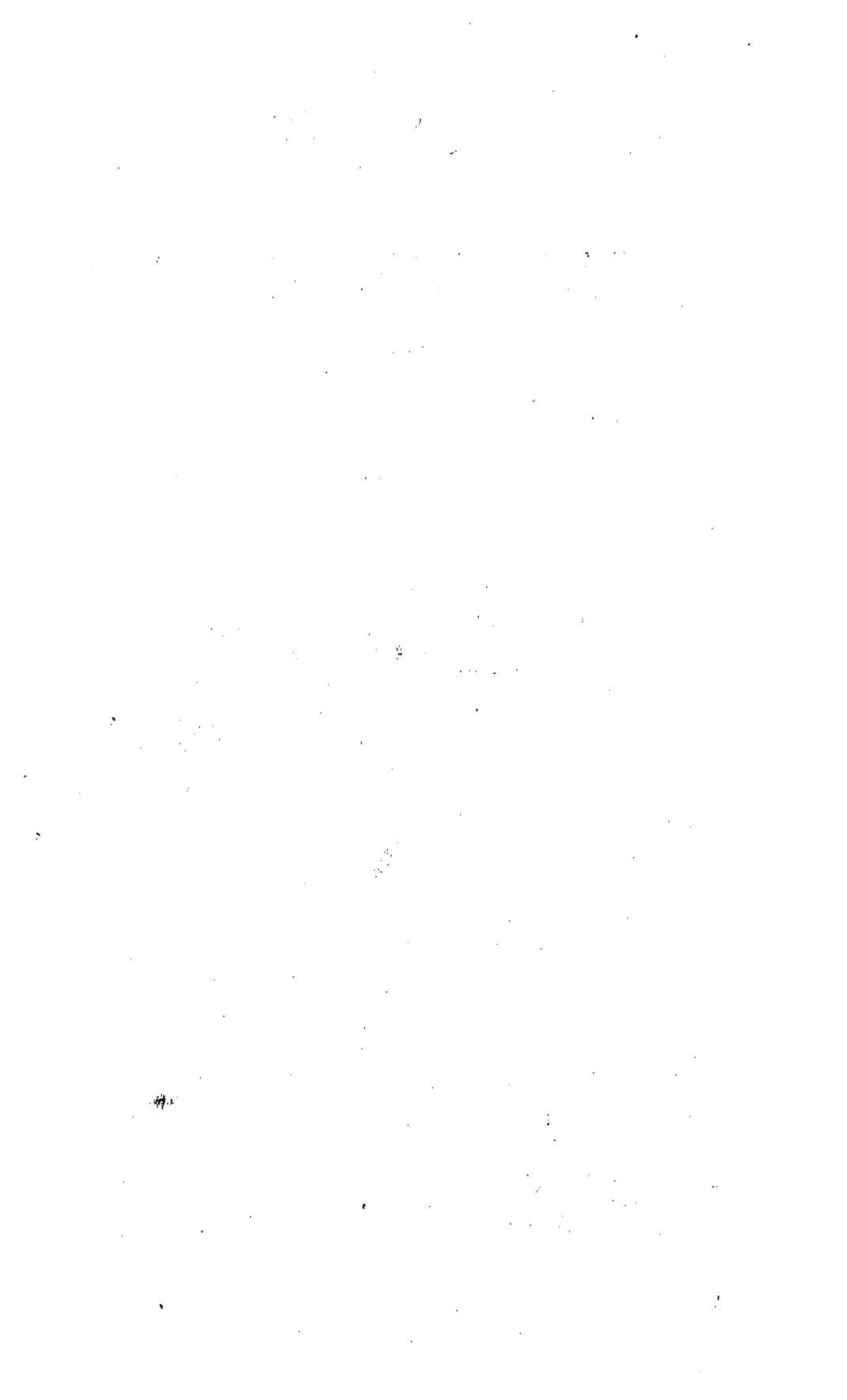

Toujours ami du vrai et de bonne foi, je ne le serai pas moins dans cet écrit.

Les deux années que je viens de passer à Toulouse, pour le rétablissement de ma santé, je les ai utilisées en recherches, en expériences sur l'homéopathie, à l'effet de faire ressortir ce que cette médecine, qui s'est accréditée parmi nous, peut avoir de vrai et d'utile, et de la dégager autant que possible du mysticisme, du merveilleux dont elle est voilée.

J'ai été un des premiers en France à en faire l'essai alors qu'elle nous fut signalée par les journaux médicaux d'Allemagne. J'ai assisté à son importation et me suis mis en rapport avec la plupart des médecins homéopathes en renom à Lyon; et cela avec la meilleure foi du monde, sans avoir jamais pu, je le confesse, constater par moi-même les prodiges qu'on accordait aux atômes des substances préparées et administrées homéopathiquement, selon les indications d'Hahnemann, fondateur de cette nouvelle médecine. Je fouillais avec avidité dans les écrits de ce médecin célèbre et n'en devins pas plus convaincu. Cependant l'homéopathie s'est soutenue en France, et la vogue dont elle jouit encore aujourd'hui ne s'expliquerait pas, si elle n'avait rien de vrai et qu'elle fût tout-à-fait illusoire.

Libre de mon temps, à Toulouse, où l'homéopathie n'a pas moins de faveur qu'à Lyon, je me mis en tête d'étudier de nouveau cette médecine sans prévention, sans idée préconçue, en la soumettant au creuset de l'expérience avec la plus scrupuleuse exactitude pour en avoir le cœur net.

Je m'entendis pour cela avec M. Baric, pharmacien, rue Pharaon, qui était dans la même maison que j'habitais et qui se prêta de bon cœur et avec une grande obligeance à la préparation des remèdes, l'organon et la pharmacopée homéopathique d'Hahnemann à la main, et à l'expérimentation que nous en fîmes sur nous mêmes. J'appelai l'attention du public sur mes recherches, ce qui contraria mes confrères Toulousains qui n'apprécièrent pas d'abord mes vues, au profit de la science et de l'humanité, bien que je fusse connu des principaux par mes rapports avec leur société de médecine dont j'étais un des correspondants les plus anciens et qui avait accueilli, à mon arrivée, mes communications scientifiques. Je n'en persistais pas moins, entraîné par la résolution bien arrêtée de découvrir la vérité; car ce n'étaient ni l'esprit de spéculation, ni l'insuffisance pour moi des ressources de la médecine ordinaire qui me portaient dans cette voie.

La médecine est loin d'être sans certitude et la puissance de ses ressources, aidées de celles de la nature, est inconstestable pour moi.

Pour bien connaître l'homme malade il faut bien connaître l'homme sain afin de mesurer, aussi exactement que possible, la différence entre l'état normal et l'état morbide et porter la main avec assurance sur la partie qui fonctionne mal, comme l'horloger habile porte la sienne sur la pièce dérangée de l'horloge.

Augmenter ou diminuer la vitalité générale de l'organisme ou seulement celle d'un ou de plusieurs organes; agir de même sur le sang pour en diminuer ou augmenter la quantité et lui donner les qualités voulues; rétablir et maintenir le bon fonctionnement des organes, et cela, pour l'harmonie des diverses fonctions de l'économie animale qui constitue la santé : voilà la médecine. Le médecin ne peut suffire à cettte importante mission qu'autant qu'il est bien pénétré de l'étude de la physiologie et qu'il établit son jugement sur une bonne observation, comme procédait Hippocrate, le véritable père de la médecine, dont les faits médicaux, décrits par lui, se vérifient encore de nos jours, tant la nature varie peu dans ses opérations.

Nos remèdes agissent immédiatement sur nos tissus, sur nos organes, ou bien ils sont absorbés et portés dans le torrent de la circulation où ils vont modifier en quelque sorte mystérieusement l'organisme. C'est par cette voie que les préparations homéopathiques exercent leur prétendue puissance.

Deux idées singulières, sorties du cerveau d'Hahnemann, constituent la base de sa doctrine. La première, c'est que les substances qui sont capables, employées à doses ordinaires ou extraordinaires, dans l'état sain, de produire un état morbide, deviennent curatives de tout état analogue, administrées homéopathiquement.

La seconde idée, c'est que plus les substances médicamenteuses sont divisées, plus elles acquièrent de puissance médicatrice.

La première de ces idées, émise déjà en partie avant Hahnemann, comme il le reconnaît lui-même, et formulée sur la loi des semblables, *similia similibus curentur*, est vraie, je l'ai constaté comme je l'établirai plus tard. Voici des remarques à l'appui : l'usage du quinquina dans l'état sain, peut produire la fièvre intermittente et, par contre, l'ipécacuanha arrête par fois le vomissement et un purgatif la diarrhée ; comme aussi l'opium a fait cesser l'assoupissement, le coma ; comme encore le feu guérit la brûlure et un stimulant anéantit l'irritation.

La seconde idée est loin d'être aussi fondée, et à l'heure qu'il est, la plupart des disciples d'Hahnemann n'y ajoutent pas foi, ce qui m'a été révélé par plusieurs d'entre eux.

Ainsi lorsque les médicaments homéopathiques ont des effets sensibles, appréciables pour le malade autant que pour le médecin qui les administre, c'est qu'ils ne sont pas selon les dilutions millionièmes, billionièmes, trillionièmes etc. Je donne cette assertion comme vraie et fondée sur une exacte et sévère observation que je ferai bientôt connaître.

Il est incontestable pour moi qu'une mollécule d'une substance énergique telle que la strychnine, l'atropine, la vératrine, la digitaline, l'aconitine, l'acide prussique, l'arsenic, etc., introduite dans la circulation, en quelque sorte par fraude, noyée dans une quantité suffisante d'une substance inerte telle que le sucre de lait ou l'eau distillée, doit avoir un effet quelconque sur la vitalité de l'organisme.

Je viens de dire introduite par fraude parce que la nature, sentinelle vigilante, s'oppose, autant qu'elle peut, à l'absorption des substances délétères qui se présentent aux bouches absorbantes du tube digestif en quantité suffisante pour nuire; elle provoque immédiatement une réaction qui en amène l'expulsion par les vomissements et les selles.

C'est mêlées aux alimens et aux boissons que beaucoup de substances, étrangères à la nutrition, sont introduites, par l'absorption, dans la circulation, accidentellement ou avec intention, et que diverses modifications s'opèrent dans notre organisme, dans notre constitution, selon le pain, l'eau, le vin et les divers aliments dont nous faisons usage journellement. Notre santé s'altère peu à peu sous l'influence de ces modifications, si elles sont contraires, comme elle s'améliore et se fortifie si elles sont favorables. C'est aussi ainsi qu'agissent la plupart des eaux minérales quand elles ne purgent pas. C'est également à l'action homéopathique, sur l'organisme entier et spécialement sur le système lymphatique, de la petite quantité d'iode, contenue dans l'huile de foie de morue, qu'est due la vogue méritée de ce médicament.

Arrivons maintenant à la manière dont nous avons opéré dans nos expériences homéopathiques. Guidé par la pharmacopée d'Hahnmann, M. Baric à procédé, en ma présence, d'abord à la préparation des substances douées de peu d'énergie naturelle telles que l'angélique, l'anis, l'arnica, l'armoise, l'absinthe, le charbon animal, le charbon végétal, la camomille, le mille-feuille, le thé, la valériane et la violette odorante, conseillées et employées par Hahnemann. Ces substances, triturées, converties en teinture et réduites aux centièmes, millièmes, et millionièmes de puissance, en observant scrupuleusement, selon que l'indique Hahnemann, le mode de trituration et d'agitation du liquide pour le développement de la force médicatrice, ont été essayées sur nous, à diverses reprises, aux centièmes, millièmes et millionièmes de divisions sans en avoir senti aucun effet appréciable. J'en ai fait prendre à des malades qui se trouvaient à peu près dans les conditions morbides pour leur usage et leur effet n'a pas été moins nul. Nous avons expérimenté ensuite des substances plus énergiques, des poisons et nous n'avons rien ressenti des dilutions millionièmes. Dès lors il a été définitivement avéré pour moi que ces millionièmes, billionièmes, triollièmes, quintillionièmes, octollionièmes et même décillionièmes, obtenus par des mélanges successifs d'un grain (5 centigrammes) ou d'une goutte de la teinture de la substance avec le sucre de lait ou l'eau distillée, vantés par Hahnemann comme si actifs qu'il fallait par fois leur opposer des correctifs pour en atténuer les effets, sont tout à fait illusoires et une pure rêverie.

Mais en dehors de cette division infinitésimale, j'ai voulu savoir à quelle dose homéopathique des substances énergiques telles que l'atropine, la digitaline, la vératrine, la strychnine et l'aconitine produisent des effets appréciables, selon la loi des semblables, c'est à dire en modifiant d'une manière sensible, appréciable pour le malade et le médecin, l'état morbide qu'elles pourraient produire administrées allopathiquement. Pour cela, nous fîmes venir de Paris ces extraits actifs, pour les avoir aussi sûrs que possible, et voici comment nous avons procédé : 1 grain (5 centigrammes) d'atropine dans 100 gouttes d'alcool : 1re dilution; une goutte de cette dilution dans 100 gouttes d'eau distillée : 2me dilution; une goutte de cette seconde dilution dans 100 gouttes d'eau distillée : 3me dilution ; enfin une quatrième dilution avec une goutte de la troisième dans 100 gouttes d'eau distillées. Le calcul de la division est facile à faire. Nous avons préparé de même les autres substances énumérées ci-dessus.

Nous avons essayé sur nous-mêmes ces préparations et, bien que très énergiques et pouvant tuer le principe vital, nous n'avons ressenti aucun effet de la quatrième dilution; mais la troisième et surtout la seconde a produit en nous une impression, différente selon l'espèce, que je ne saurais exactement définir : tantôt un léger engourdissement, la lourdeur des membres et un peu de propension au sommeil; d'autrefois, une surexcitation générale nous portant à rire presque involontairement ; et, quant à la strychnine, un besoin de supporter nos membres comme manquant de ressort, de force de contraction.

Première observation. Le premier sujet qui se présenta pour mes expériences, le 20 juin 1860, fut un célibataire, âgé de 28 ans, de la rue Pharaon, qui était atteint, depuis 2 ans, d'hémyplégie avec contracture par fois excessivement forte de la main paralysée qui reste alors violemment fermée et que e malade porte derrière le dos, appuyée au tronc en marchant, étant la position qui le fatigue le moins et qu'il prend en quelque sorte involontairement. Le pied paralysé se contracte par fois aussi d'une manière douloureuse, ce qui rend la marche sautillante ; le sommeil est pénible et agité de rêves. Je lui prescris une potion de 80 grammes d'eau distillée et de 20 de sirop de gomme avec 25 gouttes de la deuxième dilution de strychnine, à prendre en 5 doses dans la soirée, à demi heure d'intervalle. Le malade revient le lendemain me remercier du bon effet qu'il a retiré du remède : la nuit a été meilleure, la main se contracte moins et s'ouvre plus facilement. Je lui ai fait continuer le remède, tous les 2 jours, pendant 15 jours, et l'amélioration s'est soutenue et accrue; il peut mieux se dispenser de porter sa main derrière le dos et sa marche est plus assurée. Il avait pris toutes sortes de remèdes et souvent de la strychnine à doses allopathiques et, d'après son aveu, aucun n'avait agi comme celui que je lui ai administré. Ici, bien évidemment la strychnine a agi homéopathiquement, c'est à dire qu'elle a relaché les fibres musculaires au lieu de provoquer leur contraction comme elle en a la propriété, employée aux doses ordinaires.

C'est le seul malade sur qui j'ai pu constater un effet homéopathique aussi prononcé et qui n'ait pris aucun autre remède. Dans les autres observations que je citerai, il y a eu d'autres moyens employés conjointement. Néanmoins ce seul fait me suffit pour confirmer la loi *similia similibus* et établir d'une manière irrécusable, d'après d'autres faits observés par moi, qu'on peut tirer un grand et bon parti des substances végétales les plus énergiques et les plus dangereuses que le Créateur n'a pas fait pousser sans intention, employées homéopathiquement comme je l'ai indiqué. C'est une étude que je conseille à mes confrères, surtout celle des phénomènes morbides par rapport au choix du remède ; car c'est vraiment là où est la science de l'homéopathie et la difficulté de son application pour ceux qui la comprennent bien et qui la font consciencieusement.

Entraîné dans ces recherches et entrevoyant la possibilité de modifier avantageusement l'organisme, au point de vue de la santé, par l'introduction dans la circulation, au moyen de l'absorption du chyle, de substances divisées homéopathiquement et mêlées aux aliments, je me livrai à des travaux dans ce sens et je fis de nombreux essais sur moi même qui aboutirent à me faire reconnaître dans le benjoin des propriétés jusque là ignorées. Introduit dans la circulation, divisé et mêlé homéopathiquement à des préparations alimentaires convenables, le benjoin porte, par sa propriété balsamique et diffusible, une stimulation salutaire sur tous les points de l'organisme qui relève le ton des organes débilités et favorise la résolution des affections chroniques, notamment celles de la poitrine, des voies digestives, des organes urinaires et de la matrice. Il a aussi l'avantage de réveiller l'action capillaire, de porter le sang, la vie et la chaleur à la peau et d'atténuer la prédominance lymphatique. J'en ai fait usage journellement, durant trois mois, avant de le conseiller et je lui dois en grande partie le rétablissement de ma santé. Puis, j'ai confirmé sur les nombreuses personnes que j'ai soumises à son usage ses propriétés incontestablement salutaires.

Après divers essais de ce genre, je suis arrivé aux préparations suivantes : la première, qui a pour base le riz et le millet des Pyrénées, le cacao et le sucre et qui, sous ce rapport, se rapproche de l'ancien racahout des arabes, contient une certaine quantité de benjoin amigdaloïde que j'y ai introduite homéopathiquement par des mélanges successifs. Cette préparation, à laquelle on a donné le nom de *Rahout des Pyrénées*, se prend au lait, au beurre ou au bouillon et s'allie à tous les potages. La saveur en est agréable et l'estomac s'en accommode très bien. Une autre composition dans laquelle j'ai introduit aussi le benjoin, c'est une *julienne*, à base comme le Rahout, avec extrait de carottes, de navet et de salsifi, qui parfume, colore et réduit le bouillon en purée. Cette composition, agréable et utile aux gens en santé, agit favorablement contre les affections de l'appareil biliaire, les engorgements de foie, la jaunisse et les pâles couleurs. Une troisième composition où j'ai introduit encore le benjoin, c'est un café à base légèrement torréfiée, avec addition suffisante d'extrait de café Moka, très propre à remplacer avantageusement le café des îles et le café indigène, au point de vue d'une bonne digestion et conséquemment d'une bonne nutrition. Ce café assure la digestion du lait, ce qui n'a pas lieu, pour beaucoup de personnes, avec les cafés ordinaires. Il est très nutritif et a un parfum très agréable.

Enfin, engagé dans cette voie d'expérimentation, j'ai eu la pensée de pénétrer homéopathiquement le sucre de canne d'un extrait de thé de chine allié à celui de feuille d'oranger avec lequel il se combine

très bien, quant au bon goût et aux propriétés hy-
giéniques, et de faire trouver, dans cette préparation, un sucre digestif, un doux tonique et un calmant, soit qu'on le prenne dans de l'eau chaude, dans de l'eau froide, sur les fruits, sur les pâtisseries, dans le lait, etc., et qui, absorbé homéopathiquement, réveille le ton des organes sans les irriter et modifie avantageusement le système nerveux. C'est avec ce sucre que M. Marcel jeune, à Toulouse, fabrique un chocolat dont on comprend les propriétés. (1)

C'est dans la même intention homéopathique que j'ai conseillé à M. Seube, de Bagnères de Luchon, d'introduire de la même manière la canelle dans ses chocolats, dits espagnols, ce qui ne pourra qu'ajouter à leur réputation depuis longtemps acquise et méritée.

OBSERVATIONS A L'APPUI.

Deuxième observation. — M. D***, rue St. Rome, âgé de 29 ans, marié, tempérament bilieux-sanguin, atteint, depuis un an, d'un engorgement du poumon gauche par suite d'un bain froid dans la Garonne, au sortir du lit, avait de la toux depuis cette circonstance et un peu d'oppression sans être autrement fatigué. Après un voyage où il se mouilla, une congestion nouvelle s'établit sur l'organe atteint et M. D*** fut pris d'un crachement de sang épouvantable (hémoptysie) qui le plongea dans un état

(1) Il y a un dépôt de ce chocolat, à Lyon, à l'ancienne pharmacie Gavinet, rue Louis-le-Grand.

depuis huit jours, sans que les moyens vantés dans ce cas eussent eu de l'effet, lorsque je fus appelé, tout à fait désespéré. Il était dans cette situation le 20 juillet 1860, à lui donner des soins. Son dernier médecin, M. le docteur R..., avec qui je voulais m'entendre, me pria de le soigner seul, ne voyant, dit-il, aucune chance de guérison.

Après une exploration exacte de la poitrine de M. D... et tenant compte aussi de l'état de souffrance de ses intestins, je le soumis au traitement suivant : potion avec 40 gouttes de la troisième dilution de digitaline, larges ventouses scarifiées et cautérisées sur le côté malade, emplâtre stibié entre les épaules, boissons pectorales froides acidulées avec le rathania, lait d'ânesse, matin et soir, et, pour toute nourriture, légère bouillie de Rahout des Pyrénées par cuillerées à bouche, de temps en temps, dans la journée. Sous l'influence de ce traitement, le crachement de sang a peu à peu diminué, le malade a repris un peu de vie, a pu se remuer dans son lit sans être suffoqué comme au moment où je l'abordais pour la première fois, et bref une amélioration successive à amené le rétablissement si non complet mais aussi satisfaisant que possible. M. D... a continué assez longtemps la digitaline et a conservé l'usage du Rahout dont il s'était nourri exclusivement les quinze premiers jours.

Chez ce malade, l'action homéopathique de la digitaline a provoqué la réaction vasculaire, propre à arrêter les hémorrhagies, et celle du benjoin, longtemps soutenue, par l'usage prolongé du Rahout, a grandement contribué à la résolution de l'affection pulmonaire et au rétablissement des bonnes digestions.

Troisième observation. — Presque à la même époque, je fus appelé auprès de M. F... âgé de vingt cinq ans, célibataire, place de la Trinité, atteint d'une affection chronique de la vessie avec rétention d'urine, et qui était entre les mains d'un médecin homéopathe depuis 2 ans. Le malade était décoloré et les matières que charriaient ses urines dénotaient une lésion grave de la vessie. Ses voies digestives étaient aussi en mauvais état. Traitement : antiphlogistiques locaux, potion d'eau distillée et de sirop de gomme avec 40 gouttes de la troisième dilution de strychnine, alternée, tous les deux jours, avec une autre potion, à même base, contenant 25 gouttes de la troisième dilution de digitaline, lait d'ânesse, boissons adoucissantes, Rahout au bouillon de poulet et quelque peu de viande blanche bouillie.

Sous l'influence de ces prescriptions, une amélioration notable se prononça ce qui encouragea grandement le malade et me donna quelque espoir de le soustraire à sa cruelle maladie. L'émission des urines devint de plus en plus facile et les mucosités qu'elles charriaient furent de moins en moins purulentes et abondantes. Ce jeune homme était dans ces bonnes conditions depuis environ un mois, lorsque, par le fait d'un refroidissement dans la nuit et de quelques erreurs de régime, une recrudescence des accidents eut lieu qui suspendit le cours de l'amélioration obtenue. J'eus alors une conférence avec son médecin homéopathe, M. le docteur G... qui n'eut d'autre résultat que celui de me démontrer que les idées exclusives en médecine ont le grave inconvénient d'empêcher le médecin de mettre à contribution les diverses ressources acquises à la science par une bonne observation.

L'amélioration obtenue rapidement chez ce malade, que je regrette de n'avoir pu soigner plus longtemps, a été dûe à l'action homéopathique de la strychnine, de la digitaline et du benjoin. La première de ces substances a amené le relachement du col de la vessie, la deuxième réveillait tant soit peu la contractilité et le benjoin améliorait l'état général, en rétablissant les voies digestives et modifiant avantageusement l'affection catarrhale de la vessie.

Quatrième observation. — M. S... célibataire, âgé de 50 ans, Boulevard St.-Pierre, assez bien constitué, souffrait depuis plusieurs années, surtout depuis deux ans, de douleurs à l'épigastrie, dans le dos et quelquefois dans les membres, avec sur-excitation nerveuse, mélancolie et dégoût de la vie. Il avait consulté plusieurs médecins et avait même usé de l'homéopathie, sans avoir obtenu d'amélioration, à tel point qu'il considérait son état comme incurable, redoutant d'être atteint d'une affection de la moëlle épinière. Je l'examinai avec soin et le rassurai bientôt sur la gravité de sa position. L'état dominant chez lui était une affection rhumatismale de l'estomac, peu connue, étudiée et désignée pour la première fois par moi, sous le nom de *gastrodynie*, dans ma pathologie de l'estomac et des intestins. Les douleurs du dos étaient sympathiques de la souffrance de la membrane musculaire de l'estomac. Prescription : ventouses scarifiées et légèrement cautérisées à l'épigastre, infusion de mauve et de feuille d'oranger, potion de digitaline, cinquante gouttes de la troisième dilution, nourriture plutôt animale que végétale, Rahout des Pyrénées au bouillon de poulet, frictions sèches sur les membres et sur le dos, exercice à pied et, au bout de quelques jours, bains de vapeur camphrée. M. S... ressentit presque immédiatement le bon effet de ces divers moyens combinés, et son moral si affaissé gagna d'autant. Je lui ai continué longtemps mes conseils et j'ai eu la satisfaction de le ramener à un assez bon état de santé. La digitaline, de son avis, a eu ainsi que le benjoin du Rahout une bonne part à son rétablissement.

Cinquième observation. — Madame N... âgée de 45 ans, rue de la Pomme, souffrait depuis longtemps de maux d'estomac, de lassitude dans les membres et d'agitation nocture qu'elle attribuait avec raison à l'abus qu'elle faisait du thé qu'elle prenait très chargé autant, disait-elle, pour aider à la digestion de ses alimens que par passion. Je lui conseillai de prendre homéopathiquement le thé en faisant journellement et exclusivement usage du sucre au thé et à la feuille d'oranger, soit en boisson, soit dans ses alimens pour en favoriser la digestion. Je lui conseillai, dans la même intention, le chocolat préparé avec ce sucre. Mme N..., suivit mes conseils et mit tout à fait de côté ses infusions de thé. Elle s'aperçut bientôt d'un changement dans son état et, au bout de quelques semaines, ses digestions étaient devenus faciles et les spasmes et l'agitation qu'elle éprouvait la nuit avaient fait place à un bon sommeil. Ici, le thé a bien agi homéopathiquement en vertu de la loi des semblables.

Ce fait et celui du jeune homme de la rue Pharaon sont de la plus haute importance au point de vue homéopathique.

Sixième observation. — Mlle P., âgée de 14 ans,

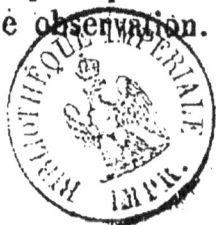

rue de la Fonderie, constitution délicate, très impressionnable, est atteinte, depuis huit mois, de la danse de St.-guy, (chorée) avec des contractions par fois convulsives lorsqu'elle est tant soit peu contrariée.

Je lui prescris la strychnine alternée, tous les trois jours, avec la digitaline et l'atropine à doses homéopathiques, vingt cinq gouttes des dilutions n° 3, dans une potion d'eau distillée et de sirop de gomme, et l'usage soutenu du Rahout-julienne au bouillon de bœuf, deux potages par jour. Je joins à cela les viandes rôties et un exercice suffisant en plein air.

En moins de six semaines, Mlle P... avait recouvré totalement la santé ; la constitution s'était notablement enrichie et cette jeune fille ne ressentait qu'à des distances, de plus en plus éloignées, les fâcheuses contractions involontaires de ses membres. La menstruation s'est prononcée peu de temps après comme couronnement de la guérison.

Septième observation. — Une jeune Dame, de la rue Boulbonne, allaitait son nouveau-né et ressentait des douleurs d'estomac et des besoins fréquents de prendre de la nourriture qui n'était pas toujours bien digérée, ce qui lui faisait redouter d'abandonner son enfant à un sein mercenaire. Elle fit usage du Rahout qui lui fit grand bien ; ses maux d'estomac disparurent, ses digestions devinrent faciles et son lait fut assez abondant pour continuer l'allaitement avec le meilleur succès. Ici, c'est autant et plus le benjoin que la substance nutritive du Rahout qui a amené un aussi heureux résultat.

Huitième observation. — Madame T , âgée de

71 ans, rue des Ramparts-St.-Etiennne, abuse depuis longtemps du café, soit au lait, soit à l'eau, et, depuis deux ans surtout, elle reconnaît qu'il lui est nuisible ; elle a souvent des dérangements de ventre qu'elle attribue au café au lait qu'elle digère mal et dont elle ne peut se sevrer, tant elle en a l'habitude depuis longue date. Je lui conseille d'essayer de remplacer son café par le café homéopathique. Elle s'y soumet et bientôt toutes ses indispositions cessent. Le bon goût de ce nouveau café et le bien qu'elle en retira lui enlevèrent tout désir de revenir à celui dont elle avait l'habitude. C'est encore ici le café à petites doses qui a guéri le mal occasionné par le café à hautes doses.

Neuvième observation. — Une jeune fille de dix-sept ans, grande rue Nazareth, atteinte de pâles couleurs (chrorose), au plus haut degré, avec les palpitions de cœur et tous 'es accidents qui accompagnent cet état, avait pris sans succès les pilules de Vallet et autres préparations ferrugineuses, elle avait même été obligée d'en suspendre l'usage parcequ'elles lui donnaient des maux d'estomac. Je lui fis préparer un biscuit avec de la farine de maïs et de froment, délayée avec une solution légère de lactate de fer et une quantité suffisante de sucre. Cette demoiselle prenait, dans la journée et à volonté, des miettes de ce biscuit et les digérait sans fatigue. Le fer, ainsi absorbé et porté dans le torrent de la circulation, a produit une modification étonnante en quinze jours : les gencives se sont colorées, les palpitations ont diminué, la peau a repris de la vie, les membres sont devenus plus agiles et, par la continuation de ce biscuit ferrugineux,

la santé de cette jeune fille s'est rétablie complète-
ment. Le flux menstruel qui n'avait paru que deux
fois, a repris son cours naturel. Encore ici un effet
homéopathique du fer.

Je termine ces observations en me citant moi-
même. J'ai été délivré d'une ancienne affection des
voies diges ives, des malaises qui en dépendaient et
ma santé s'est tout-à-fait régénérée, autant et plus
par les quelques centigrammes de benjoin et d'extrait de thé et de feuille d'oranger que j'ingère et
absorbe journellement par l'usage soutenu que je
fais, depuis quinze mois, du Rahout, de la julienne,
du sucre hygiénique et de quelques pastilles de chocolat au thé, que par l'influence du midi.

De nombreuses personnes, de différents âges,
ont attribué au Rahout dont elles firent usage la di-
minution plus ou moins rapide de l'irritation de poitrine avec toux dont elles étaient atteintes, les unes
récemment, les autres depuis plus ou moins longtemps.

La constitution d'enfants débiles a gagné consi-
dérablement par l'usage du Rahout, de la julienne
et du café au benjoin. Plusieurs vieillards qui ont
fait usage de ces préparations ont trouvé qu'elles
remontaient leurs forces.

De tout ce qui précède, il reste avéré que l'homéopathie est vraie et fondée quant à la loi des
semblables et à l'action des médicaments suffisam-
ment énergiques à centièmes et millièmes de division; mais qu'elle est tout à-fait illusoire quant à la
prétendue puissance des remèdes s'accroissant à
proportion de leur division jusqu'au décillionième.
J'ajouterai à cela que l'homéopathie ne doit plus

rester une branche occulte, mystérieuse et isolée de l'art de guérir ; qu'elle doit trouver sa place à côté des autres ressources thérapeutiques, et que tous les médecins doivent l'étudier pour en faire l'application au besoin. J'ajouterai encore qu'il convient que les remèdes, prescrits homéopathiquement, soient formulés clairement afin qu'ils puissent être préparés par tous les pharmaciens. Je vais plus loin : les remèdes employés homéopathiquement ne pouvant être administrés et avoir du succès que dans des cas donnés, le plus souvent dans les maladies chroniques et les affections nerveuses, il est beaucoup de cas tels que les congestions apoplectiques, les congestions pulmonaires, les inflammations sur-aigues et les fièvres pernicieuses, qui seraient rapidement mortels si les moyens indiqués en pareils cas n'étaient employés aussi activement que possible ; ce qui me porte à conclure que le médecin, qui se renferme exclusivement dans la médecine homéopathique pour tous les cas morbides possibles, est dangereux pour la société : je le dis parceque c'est pour moi un devoir de le dire. (1)

(1) L'auteur donnera, sur ses recherches, tous les renseignements désirables par correspondance ou directement : rue St.-Polycarpe, 12, Lyon.

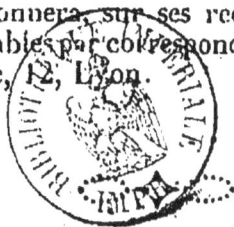

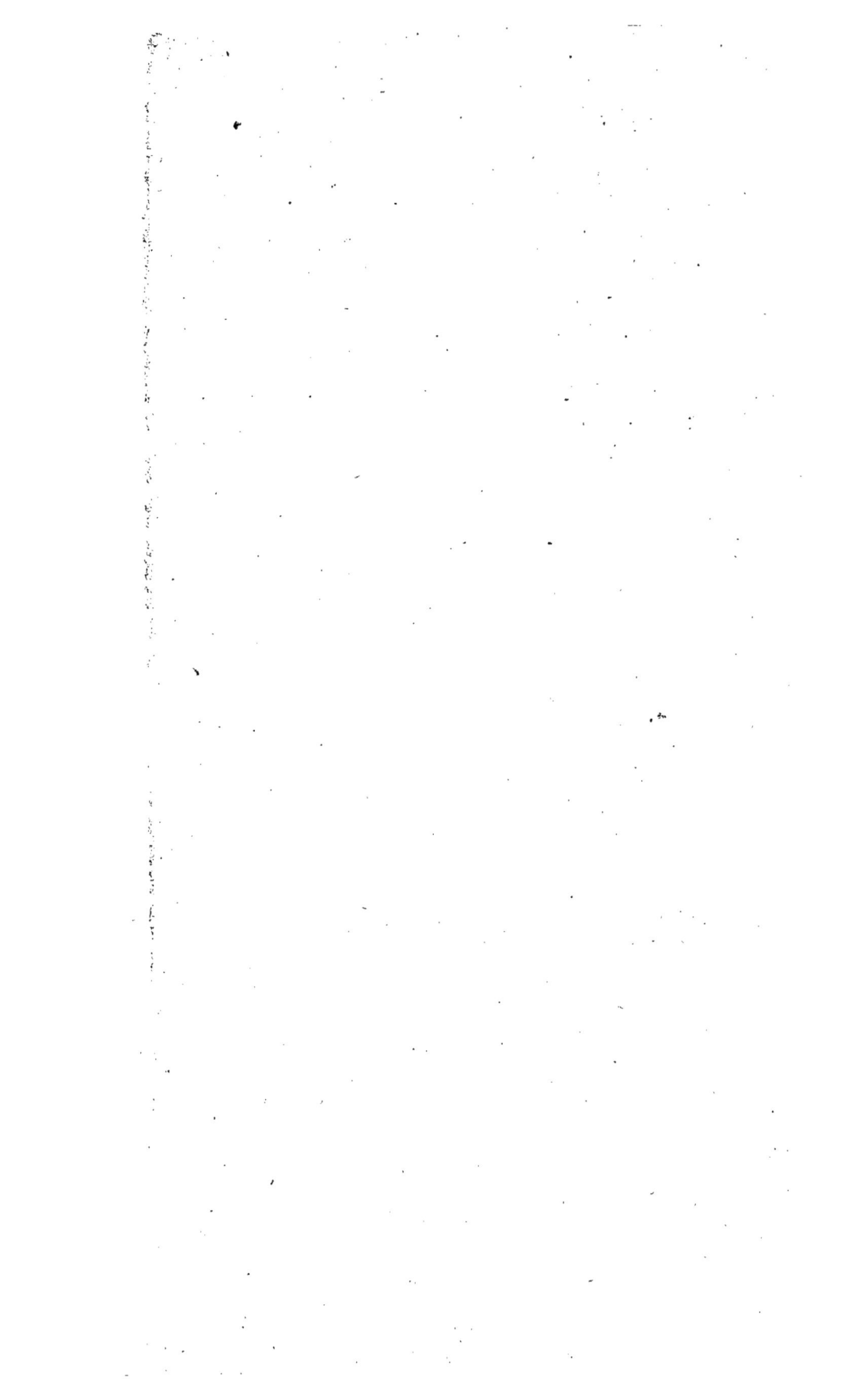

www.ingramcontent.com/pod-product-compliance
Lightning Source LLC
Chambersburg PA
CBHW070214200326
41520CB00018B/5635